CAR T细胞治疗NHL毒副作用临床管理路径指导原则

韩为东 梁爱斌 钱文斌 　主　编

刘　洋 张亚晶 梅　恒 李　萍 　副主编

U0213575

清華大学出版社

北　京

图书在版编目（CIP）数据

CAR T 细胞治疗 NHL 毒副作用临床管理路径指导原则 / 韩为东，梁爱斌，钱文斌主编 . — 北京：清华大学出版社，2021.12
ISBN 978-7-302-59735-3

Ⅰ . ① C… Ⅱ . ①韩… ②梁… ③钱… Ⅲ . ①肿瘤免疫疗法 Ⅳ . ① R730.51

中国版本图书馆 CIP 数据核字 (2021) 第 266028 号

责任编辑：孙　宇
封面设计：吴　晋
责任校对：李建庄
责任印制：丛怀宇

出版发行：清华大学出版社
　　　　　网　　　址：http://www.tup.com.cn，http://www.wqbook.com
　　　　　地　　　址：北京清华大学学研大厦 A 座　　　　邮　　编：100084
　　　　　社总机：010-62770175　　　　　　　　　　　邮　　购：010-62786544
　　　　　投稿与读者服务：010-62776969，c-service@tup.tsinghua.edu.cn
　　　　　质量反馈：010-62772015，zhiliang@tup.tsinghua.edu.cn
印 装 者：天津鑫丰华印务有限公司
经　　销：全国新华书店
开　　本：170mm×115mm　　　　　印　　张：4.125　　字　数：51 千字
版　　次：2021 年 12 月第 1 版　　印　　次：2021 年 12 月第 1 次印刷
定　　价：50.00 元

产品编号：093494-01

中国研究型医院学会　生物治疗学专业委员会
细胞研究与治疗专业委员会

主　编：韩为东　梁爱斌　钱文斌

副主编：刘　洋　张亚晶　梅　恒　李　萍

编　委：（按姓氏汉语拼音排序）

薄　剑　中国人民解放军总医院

傅琤琤　苏州大学附属第一医院

高素君　吉林大学白求恩第一医院

韩为东　中国人民解放军总医院

胡　豫　华中科技大学同济医学院附属协和医院

胡永仙　　浙江大学医学院附属第一医院

黄　河　　浙江大学医学院附属第一医院

黄晓军　　北京大学人民医院

景红梅　　北京大学第三医院

克晓燕　　北京大学第三医院

李建勇　　江苏省人民医院

李　萍　　同济大学附属同济医院

李玉华　　南方医科大学珠江医院

梁爱斌　　同济大学附属同济医院

梁　赟　　浙江大学医学院附属第二医院

刘启发　南方医科大学南方医院

刘　洋　中国人民解放军总医院

陆佩华　北京陆道培医院

梅　恒　华中科技大学同济医学院附属协和医院

牛　挺　四川大学华西医院

钱文斌　浙江大学医学院附属第二医院

史凤霞　中国人民解放军总医院

宋永平　河南省肿瘤医院

宋玉琴　北京大学肿瘤医院

苏丽萍　山西省肿瘤医院

涂三芳　南方医科大学珠江医院

王　昭　北京友谊医院

王建祥　中国医学科学院血液病医院

吴德沛　苏州大学附属第一医院

徐开林　徐州医科大学

杨清明　中国人民解放军总医院

应志涛　北京大学肿瘤医院

张　斌　中国人民解放军总医院第五医学中心

张会来　天津医科大学肿瘤医院

张　曦　陆军军医大学第二附属医院

张亚晶　中国人民解放军总医院

赵明峰　天津市第一中心医院

赵维莅　上海交通大学医学院附属瑞金医院

赵翔宇　北京大学人民医院

周剑峰　华中科技大学同济医学院附属同济医院

朱　军　北京大学肿瘤医院

前　言

　　嵌合抗原受体 T 细胞免疫疗法（chimeric antigen receptor T cell immunotherapy，简称 CAR T 细胞疗法）已成为难治复发性非霍奇金淋巴瘤（non-Hodgkin lymphoma，NHL）的重要治疗手段。以 CD19 为靶点的 CAR T 细胞用于淋巴瘤的治疗已在欧美及中国地区获批[1]，中国 CAR T 细胞疗法临床研究数量已超过美国[2]，国内新型 CAR T 细胞研发和应用技术创新（如双靶点 CAR T 细胞技术、多种 CAR T 细胞序贯治疗等）也在不断刷新数据[3-11]，CAR T 细胞用于淋巴瘤的治疗进入常规治疗范畴指日可待。

随着研究的深入和临床应用的拓展，CAR T 细胞相关毒副作用及临床的防控管理需要逐步规范。基于 2013 年以来国内多家淋巴瘤 CAR T 细胞临床研究中心的已发表文献、研究数据和会议报道，历经国内多个机构专家的反复讨论，针对如何更加规范合理处置 CAR T 细胞治疗后的毒副作用这一主题，专家形成了初步的共识，并以此为基础，进一步制定了《CAR T 细胞治疗 NHL 毒副作用临床管理路径指导原则》。本指导原则针对 CAR T 细胞治疗相关的常见细胞因子释放综合征（cytokine release syndrome，CRS）、CAR T 细胞相关脑病综合征（CAR T cell-related encephalopathy syndrome，CRES）、噬血细胞性淋巴组织细胞增生症／巨噬细胞活化综合征（hemophagocytic lymphohistiocytosis/macrophage activation syndrome, HLH/MAS）等毒副作用的临床管理路径进行了重点阐述，除此之外，也包含了 CAR T

细胞治疗可能出现的其他毒副作用，如感染、肿瘤溶解综合征等的临床管理路径。

本指导原则参照借鉴目前国际上现有的 CAR T 细胞毒性管理共识[12-17]的同时，更加注重对 CAR T 细胞治疗 NHL 过程中出现的特征性毒副作用的识别与防控，如对细胞回输后肿瘤受累部位出现的局灶性炎症，即"局部细胞因子释放综合征（local CRS，L-CRS）"的识别与干预[18]。

本指导原则旨在最大程度地为临床一线医师判别与处理 CAR T 细胞治疗 NHL 过程中出现的毒副作用提供帮助，尽管编者综合了国内在 CAR T 细胞治疗 NHL 领域有丰富经验的 30 余家医疗机构中 50 余位专家的意见与建议，依然难免有疏漏与不足之处，有待进一步修订和更新，殷请各位医疗同道惠予指正，谨致谢意。

本书编委会

2021 年 10 月

参考文献

[1] Elsallab M, Levine B L, Wayne A S, et al. CAR T cell product performance in haematological malignancies before and after marketing authorisation[J]. Lancet Oncol, 2020 , 21(2):e104-e116.

[2] Wei J, Guo Y, Wang Y, et al. Clinical development of CAR T cell therapy in China: 2020 update[J]. Cell Mol Immunol, 2021,18(4):792-804.

[3] Tong C, Zhang Y, Liu Y, et al. Optimized tandem CD19/CD20 CAR-engineered T cells in refractory/relapsed B-cell lymphoma[J]. Blood, 2020, 136(14):1632-1644.

[4] Wang N, Hu X, Cao W, et al. Efficacy and safety of CAR19/22 T-cell cocktail therapy in patients with refractory/relapsed B-cell malignances[J]. Blood, 2020,135(1):17-27.

[5] Pan J, Zuo S, Deng B, et al. Sequential CD19-22 CAR T therapy induces sustained remission in children with r/r B-ALL[J]. Blood, 2020,135(5):387-391.

[6] Hu Y, Wang J, Pu C, et al. Delayed Terminal Ileal Perforation in a Relapsed/Refractory B-Cell

Lymphoma Patient with Rapid Remission Following Chimeric Antigen Receptor T-Cell Therapy[J]. Cancer Res Treat, 2018,50(4):1462-1466.

[7] Jin A, Feng J, Wang Z, et al. Severe dyspnea caused by rapid enlargement of cervical lymph node in a relapsed/refractory B-cell lymphoma patient following chimeric antigen receptor T-cell therapy[J]. Bone Marrow Transplant. 2019, 54(7):969-972.

[8] Hill J A, Seo S K. How I prevent infections in patients receiving CD19-targeted chimeric antigen receptor T cells for B-cell malignancies[J]. Blood, 2020, 136(8):925-935.

[9] Yang C, Xie M, Zhang K, et al. Risk of HBV reactivation post CD19-CAR-T cell therapy in DLBCL patients with concomitant chronic HBV infection[J]. Leukemia, 2020, 34(11):3055-3099.

[10] Wei J, Zhu X, Mao X, et al. Severe early hepatitis B reactivation in a patient receiving anti-CD19 and anti-CD22 CAR T cells for the treatment of diffuse large B-cell lymphoma[J]. J Immunother Cancer, 2019, 7(1):315.

[11] Wang Y, Liu Y, Tan X, et al. Safety and efficacy of chimeric antigen receptor (CAR)-T-cell

therapy in persons with advanced B-cell cancers and hepatitis B virus-infection[J]. Leukemia, 2020, 34(10):2704-2707.

[12] Lee D W, Gardner R, Porter D L, et al. Current concepts in the diagnosis and management of cytokine release syndrome[J]. Blood, 2015, 126(8):1048.

[13] Neelapu S S, Tummala S, Kebriaei P, et al. Chimeric antigen receptor T-cell therapy - assessment and management of toxicities[J]. Nat Rev Clin Oncol, 2018, 15(1):47-62.

[14] Park J H, Rivière I, Gonen M, et al. Long-Term Follow-up of CD19 CAR T herapy in Acute Lymphoblastic Leukemia[J]. N Engl J Med, 2018, 378(5):449-459.

[15] Porter D, Frey N, Wood P A, et al. Grading of cytokine release syndrome associated with the CAR T cell therapy tisagenlecleucel[J]. J Hematol Oncol, 2018,11(1):35.

[16] Lee D W, Santomasso B D, Locke F L, et al. ASTCT Consensus Grading for Cytokine Release Syndrome and Neurologic Toxicity Associated with Immune Effector Cells[J]. Biol Blood Marrow Transplant, 2019, 25(4):625-638.

[17] Pennisi M, Jain T, Santomasso B D, et al. Comparing CAR T cell toxicity grading systems:

application of the ASTCT grading system and implications for management[J]. Blood Adv, 2020, 4(4):676-686.

[18] Wei J, Liu Y, Wang C, et al. The model of cytokine release syndrome in CAR T cell treatment for B-cell non-Hodgkin lymphoma[J]. Signal Transduct Target Ther, 2020,5(1):134.

目　录

1 基线检查与风险评估

1.1 病史采集

1.1.1 淋巴瘤病史

① 初诊时淋巴瘤病理分型、分期，既往治疗经过等；

② 目前病情：末次治疗情况、病灶范围与分布情况、受累器官等；

③ 近一个月内活体组织常规检查、免疫组织化学检查结果等；

④ 淋巴瘤相关的既往病史，包括传染性疾病（如肝炎、EB 病毒感染）等（其他系统基础性疾病病史见下文"其他器官功能评估"）。

1.1.2 其他器官功能评估

1.1.2.1 体能状态评分

推荐用体力状况 ECOG 评分标准[1] 对患者一般状态进行评估，见表 1-1。

1.1.2.2 淋巴瘤受累器官功能评估

根据症状、体征、实验室及影像学（包括内窥镜检查）检查结果，评估受累器官功能。

1.1.2.3 其他器官功能评估

CAR T 细胞毒副作用可能累及多系统器官，治疗前须全面评估各器官功能，充分了解基础疾病史，必要时请专科医生协助评估。

表 1-1 体力状况 ECOG 评分标准（5 分法）[1]

分级	体力状态
0	活动能力完全正常，与发病前活动能力无任何差异
1	能自由走动及从事轻体力活动，包括一般家务或办公室工作，但不能从事较重的体力活动
2	能自由走动及生活自理，但已丧失工作能力，日间不少于一半时间可以起床活动
3	生活仅能部分自理，日间一半以上时间卧床或坐轮椅
4	卧床不起，生活不能自理
5	死亡

推荐评估:

① 心血管系统;

② 呼吸系统;

③ 消化系统;

④ 泌尿系统;

⑤ 神经系统;

⑥ 造血系统;

⑦ 凝血系统;

⑧ 免疫系统;

⑨ 其他:视患者具体病情决定需要评估的器官功能[如甲状腺功能亢进(简称甲亢)患者,推荐评估内分泌系统的甲状腺功能等]。

1.2 实验室检查及特殊检查

1.2.1 实验室检查

① 血常规;

② 尿常规;

③ 便常规 + 隐血;

④ 血生化(肝功能、肾功能、甘油三酯、乳酸脱氢酶、心肌酶及电解质);

⑤ 凝血功能:活化部分凝血活酶时间(activated partial thromboplastin time, APTT)、凝血酶原时间(prothrombin time, PT)、凝血酶时间(thrombin time, TT)、纤维蛋白原(fibrinogen, Fg)、纤维蛋白降解产物(fibrin degradation product，FDP）、D- 二聚体（D-Dimer）；

⑥ 病毒检测（推荐检测）：乙肝六项、丙肝、梅毒、人类免疫缺陷病毒（human immunodeficiency virus，HIV）；

病毒检测（可选择检测）：EB 病毒（Epsten-Barr virus，EBV）、巨细胞病毒（cytomegalovirus，CMV）、人类疱疹病毒（human herpes vinus，HHV）；

⑦ 细胞因子检测（基线）（推荐检测）：C 反应蛋白（C-reactive protein，CRP）、白细胞介素 -6（interleukin-6，IL-6）；

细胞因子检测（基线）（可选择检测）：白细胞介素 -1（interleukin-1，IL-1）、白细胞介素 -2（interleukin-2，IL-2）、白细胞介素 -15（interleukin-15，IL-15）、肿瘤坏死因子 - α（tumor necrosis factor- α，TNF- α）、γ 干扰素（interferon-gamma，IFN- γ）、α 干扰素（interferon- α，IFN- α）；

⑧ 血气分析（可选）。

1.2.2 特殊检查

① 心电图；

② 超声心动图；

③ 全身浅表淋巴结超声；

④ 胸部（增强）CT；

⑤ 腹部（增强）CT 或增强 MRI 检查；

⑥ PET-CT；

⑦ 头颅（增强）MRI 检查；

⑧ 肺功能检查；

⑨ 其他视患者具体病情，需要完善的检查（如有腹腔积液应完善腹部超声检查等）。

1.2.3 有创检查

① 病灶活体组织常规检查及免疫组织化学检测（推荐）；

② 骨髓穿刺检查：细胞形态学检查（推荐）、骨髓细胞流式细胞学检查（推荐）、骨髓活体组织检查（推荐）、骨髓染色体核型分析（可选）；

③ 脑脊液检查：可疑中枢系统受累病例（推荐），其他病例（可选）；

④ 胃肠镜检查：可疑消化道系统受累病例（推荐），其他病例（可选）；

⑤ 其他：视患者具体病情，需要完善相关检查（如大量胸腔积液、腹腔积液应完善胸腔、腹腔穿刺，以及胸腔、腹腔积液的常规、生物化学、细胞学等检测）。

1.3 CAR T 治疗的风险评估

根据病史、器官功能评估及检查结果，对入组行 CAR T 细胞治疗的淋巴瘤患者进行风险评估，预判其发生严重毒副作用的可能性。

如存在以下"高危因素"之一即可评价为"高危病例"。高危因素包括：

① ECOG ≥ 3；

② 年龄 ≥ 70 岁；

③ 高肿瘤负荷：病灶（所有最大直径 ≥ 1.5cm 的可测量病灶）最大直径之和[2]（sum of the product of the perpendicular diameters for multiple lesions，SPD）≥ 100cm；

④ 巨块型病灶：单个病灶直径 ≥ 10cm；

⑤ 病灶位于咽部、气管旁且存在压迫症状；

⑥ 病灶邻近胃肠、胆管等重要空腔器官，如病灶增大可压迫或侵犯周边器官并影响其功能；

⑦ 浆膜腔受累或存在中 – 大量浆膜腔积液（如胸腔积液、腹腔积液）；

⑧ 乙型肝炎病毒 HBsAg（+）、HBV DNA 拷贝数监测高于正常值上限或经专科医生确诊处于乙型肝炎病毒活动期，且未行抗病毒治疗；

⑨ 淋巴瘤引起的重要器官受累（如肺、胰腺、骨髓等）；

⑩ 存在肿瘤相关性发热。

参考文献

[1] Oken M M, Creech R H, Tormey D C, et al. Toxicity and response criteria of the Eastern Cooperative Oncology Group[J]. Am J Clin Oncol, 1982, 5(6):649-655.

[2] Brepoels L, Stroobants S, De Wever W, et al. Aggressive and indolent non-Hodgkin's lymphoma: response assessment by integrated international workshop criteria[J]. Leuk Lymphoma, 2007, 48(8):1522-1530.

2 毒副作用分级处置原则和推荐证据级别

2.1 毒副作用分级处置原则

参照近年来 CAR T 细胞输注相关不良事件分级研究进展 [1-4] 和常见不良事件评价标准（CTCAE）5.0 版 [5]，按严重程度将不良事件分为 4 级，不同级别 AEs 对应住院及监护要求见表 2-1。

表 2-1 CAR T 细胞治疗毒副作用各分级的相应监护处置原则

分级 \ 处置原则	住院要求	监护级别
1 级	普通病房治疗	生命体征监测 ≥ 3 次 / 天
2 级	普通病房治疗	心电监护仪持续监测生命体征
3 级	普通病房治疗，须密切监护，可考虑进入重症监护治疗病房（ICU）监护治疗	心电监护仪持续监测生命体征
4 级	普通病房治疗须密切监护，可考虑进入 ICU 监护治疗	心电监护仪持续监测生命体征

2.2 推荐处置证据级别分级及说明

① 推荐应用：处置方案具备 2 期临床研究的循证医学证据；

② 推荐尝试应用：具备 1 期临床研究的循证医学证据，或基础研究数据证实同时有个案报道，或单中心经验性数据支持，或专家推荐。

参考文献

［1］Lee D W, Santomasso B D, Locke F L, et al. ASTCT Consensus Grading for Cytokine Release Syndrome and Neurologic Toxicity Associated with Immune Effector Cells[J]. Biol Blood Marrow Transplant, 2019, 25(4):625-638.

［2］Neelapu S S, Tummala S, Kebriaei P, et al. Chimeric antigen receptor T-cell therapy - assessment and management of toxicities[J]. Nat Rev Clin Oncol, 2018, 15(1):47-62.

［3］Wang Y, Zhang WY, Han QW, et al. Effective response and delayed toxicities of refractory advanced diffuse large B-cell lymphoma treated by CD20-directed chimeric antigen receptor-modified T cells[J]. Clin Immunol, 2014, 155(2):160-175.

［4］Wei J, Liu Y, Wang C, et al. The model of cytokine release syndrome in CAR T cell treatment for

B-cell non-Hodgkin lymphoma[J]. Signal Transduct Target Ther, 2020, 5(1):134.

[5] Freites-Martinez A, Santana N, Arias-Santiago S, et al. Using the Common Terminology Criteria for Adverse Events (CTCAE - Version 5.0) to Evaluate the Severity of Adverse Events of Anticancer Therapies[J]. Actas Dermosifiliogr, 2021, 112(1):90-92.

3 CRS

CRS定义：由免疫治疗引起的内源性或输注的 T 细胞以及体内其他免疫细胞激活所产生的一种超生理反应[1]。CAR T 细胞治疗相关 CRS 在淋巴瘤病例中发生率为 30% ~ 95%，严重 CRS（≥ G3）发生率为 10% ~ 30%[1-3]。

与急性淋巴细胞白血病（acute lymphoblastic leukemia，ALL）不同，淋巴瘤中 CAR T 细胞治疗相关 CRS 在发生机制、临床表现上具有特殊性，细化 CRS 分期、分型，有利于临床一线医师对这一不良事件进行更为有效的管控。

3.1　CRS 分期（图 3-1）

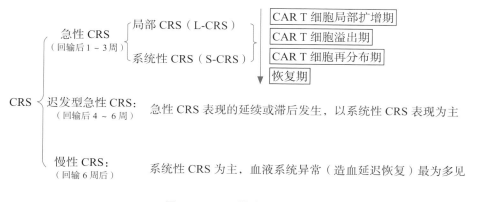

图 3-1　CRS 的分期与分型

① 根据发生时间 CRS 可分为：

◆ 急性 CRS（发生时间：CAR T 细胞回输后 1 ~ 3 周）。

◆ 急性 CRS 阶段又可细分为 CAR T 细胞局部扩增期、CAR T 细胞溢出期、CAR T 细胞再分布期、恢复期。

◆ 迟发型急性 CRS（发生时间：CAR T 细胞回输后 4 ~ 6 周）。

◆ 慢性 CRS（发生时间：CAR T 细胞回输 6 周后）。

② 根据发生部位和影响范围 CRS 可分为：

◆ 局部 CRS（Local-CRS）：免疫治疗后病灶局部及周边出现的炎症反应，可表现为病灶增大，局部"红、肿、热、痛"，病灶周围可伴有浆膜腔积液，甚至出血、穿孔等。

◆ 系统性 CRS（Systematic-CRS）

3.2 急性 CRS

CAR T 细胞回输后 1 ~ 3 周（急性 CRS 阶段）是 CRS 以及严重 CRS 发生概率最高的时间段，也是处置的关键时期。

少数病例会出现急性 CRS 的延迟，可定义为 "急性 CRS 延迟型"。临床表现及指标变化与急性期 CRS 相似，多发生于细胞回输后 2 ~ 4 周。

3.2.1 急性 CRS 的分期

急性 CRS 阶段根据临床表现，CAR T 细胞体内增殖、分布的变化，可分为 4 个时期[1]（见附录 – 图 2 局部 CRS 发生原理及急性期 CAR T 细胞体内分布示意图）。

3.2.1.1 CAR T 细胞局部扩增期（CAR T 细胞回输后 1 ~ 5 天）

CAR T 细胞回输后，由外周血归巢至病灶周边、瘤灶内。CAR T 细胞在病灶局部接触靶抗原后激活、增殖、杀伤，同时释放细胞因子。

临床表现：病灶局部出现"红、肿、热、痛"及浆膜腔积液等的炎症表现（L-CRS）。细胞因子释放至外周血导致患者出现发热、血压降低、低氧血症等全身症状（S-CRS）。

3.2.1.2 CAR T 细胞溢出期（CAR T 细胞回输后 5 ~ 10 天）

CAR T 细胞在病灶局部的激活、增殖、分泌、杀伤效应升级，导致更多的细胞因子释放至外周血，增殖后的 CAR T 细胞也由病灶处"溢出"至外周血。

临床表现：L-CRS 表现和 S-CRS 反应进一步加重。

3.2.1.3 CAR T 细胞再分布期（CAR T 细胞回输后 10 ~ 15 天）

CAR T 细胞对病灶肿瘤细胞的杀伤致靶抗原阳性细胞减少，CAR T 细胞在局部增殖、分泌效应开始减弱。外周血 CAR T 细胞及细胞因子水平停止增长或开始出现下降。CAR T 细胞开始分布至富血供器官，如肝、肺等。

临床表现：L-CRS 及 S-CRS 表现趋于稳定。病灶开始出现缩小趋势，发热、低血压、低氧血症、水肿等临床表现开始出现缓解。

3.2.1.4 恢复期（CAR T 细胞回输后 15 ~ 21 天）

病灶局部 CAR T 细胞的增殖、分泌、杀伤水平进一步下降。外周血 CAR T 细胞，细胞因子水平下降。

临床表现：病灶逐步缩小，患者生命体征稳定，一般状态改善。

值得注意的是，急性 CRS 过程的 4 个分期在高肿瘤负荷或存在大病灶（基线评估病灶直径＞ 10cm）的病例中表现得更为典型；而低肿瘤负荷病例则不典型，或仅发生 S-CRS 的临床表现。不同结构的 CAR T 细胞，不同患者各期发生时间可能存在差异。

3.2.2　急性 CRS 的临床处置

3.2.2.1　查体与监护

◆ 查体要点：

① 淋巴瘤病灶部位查体：病灶大小、质地、局部温度、是否有压痛，如果淋巴瘤累及重要器官，应关注受累器官体征变化，例如肺部受累应关注呼吸音、肺下界（胸腔积液体征）等。

② 全身查体：生命体征、皮肤黏膜、胸部、腹部、神经系统等。

③ CAR T 细胞回输后，每天至少查体 2 次，直至 CRS 降至 1 级。

◆ 监护要点：

① 推荐从 CAR T 细胞回输开始进行心电监护；

② 心电监护项目：心率、呼吸、血压、脉氧饱和度；

③ CRS 降至 1 级时，可以考虑停止心电监护；

④ "高危病例"的心电监护：推荐从 CAR T 细胞回输开始，直至回输后 3 周或高危因素解除；

⑤ 3 ~ 4 级 CRS 患者考虑转入 ICU 监护治疗。

3.2.2.2　实验室检查和特殊检查

◆ 实验室检查项目：

① 血常规（推荐应用）；

② 血生化：肝功能、肾功能、甘油三酯、乳酸脱氢酶、心肌酶及电解质等（推荐应用）；

③ 凝血功能检测（推荐应用）；

④ 动脉血气分析（推荐应用）；

⑤ 感染相关检测：降钙素原（推荐应用）；

血清内毒素（推荐尝试应用）；

真菌 D- 萄聚糖检测 / 曲霉菌半乳甘露聚糖检测（简称 GM 试验）（推荐尝试应用）。

⑥ 细胞因子检测项目：CRP（推荐应用）；

IL-6（推荐应用）；

IL-1（推荐尝试应用）；

IL-2（推荐尝试应用）；

IL-15（推荐尝试应用）；

TNF-α（推荐尝试应用）；

IFN-α（推荐尝试应用）；

IFN-γ（推荐尝试应用）；

其他。

⑦ CAR T 细胞检测：CAR 基因定量 PCR 检测（推荐应用）；

外周血 CAR T 细胞流式细胞学检测（推荐尝试应用）。

◆ 实验室项目检测频次（推荐尝试应用）：

① CAR T 细胞回输后第 3 天、第 7 天、第 10 天、第 14 天、第 21 天、第 28 天，回输后 3 个月、6 个月、9 个月、12 个月分别进行 CAR T 细胞回输前检查项目

（见"1. 基线检查与风险评估"）的检测；

② 高危病例进行 CAR T 细胞回输后，应每 2 ~ 3 天对其进行一次检测；

③ 病情变化时，检测项目及频次参考由临床医师决定。

◆ 特殊检查要点（推荐尝试应用）：

① 特殊检查项目选择原则：评价淋巴瘤病灶及受累器官变化（L-CRS），以及 S-CRS 累及器官的功能评价；

② 检测项目及频次参考由临床医师决定。

3.2.2.3　CRS 的分级标准 [1,4]

淋巴瘤 CAR T 细胞治疗相关 CRS 分级标准见表 3-1。

表 3-1　淋巴瘤 CAR T 细胞治疗相关 CRS 分级标准 [1, 4]

CRS 参数	1 级	2 级	3 级	4 级
发热	体温 ≥ 38℃	体温 ≥ 38℃	体温 ≥ 38℃	体温 ≥ 38℃
	同时合并			
低血压	无	有，且无须升压药物治疗	存在，且一种升压药物可以维持血压	存在，且需要多种升压药物维持血压
	合并 / 或			
低氧血症	无	有，需要低氧流量*鼻导管吸氧治疗	有，且需要高氧流量*的鼻导管，或面罩吸氧，或非回吸面罩，或可调式通气面罩#吸氧治疗	有，正压通气辅助呼吸（无创机械通气，或气管插管机械通气）

续表

CRS 参数	1 级	2 级	3 级	4 级
		合并 / 或		
病灶及周围组织器官炎症表现[5]	无	病灶增大，且无压迫症状，不影响瘤周器官功能	病灶增大，且存在压迫，或瘤周组织出现浆膜腔积液等，瘤周器官功能可代偿	病灶增大，伴压迫症状，或瘤周组织水肿，或出血，或穿孔，或大量浆膜腔积液等；瘤周器官功能失代偿

注：*低氧流量定义为氧流量 ≤ 6L/min；高氧流量定义为氧流量 > 6L/min；

#可调式通气面罩，又称文丘里面罩，是根据文丘里原理制成，即氧气经狭窄的孔道进入面罩时在喷射气流的周围产生负压，携带一定量的空气从开放的边缘流入面罩，面罩边缝的大小改变空气与氧的比率。

3.2.2.4　急性 CRS 的常规临床处置策略

CRS 的临床处置包括监护和治疗两方面，根据 CRS 的严重程度（分级）采取不同的监护模式和治疗策略（表 3-2）：

表 3-2　淋巴瘤 CAR T 细胞治疗相关 CRS 的常规分级处置策略 [4, 6, 7]

CRS 分级　处置策略	监护水平	细胞因子抗体的使用	糖皮质激素的使用	血浆置换
1 级	生命体征监测 ≥ 3 次/天	对症支持处理（退热、补液、平衡内环境等）；可考虑预防性使用 IL-6 受体拮抗剂（如托珠单抗 4~8mg/kg 静脉滴注）（推荐应用）	不推荐	不推荐

续表

处置策略 CRS 分级	监护水平	细胞因子抗体的使用	糖皮质激素的使用	血浆置换
2 级	心电监护仪持续监测生命体征	对症处理（退热、补液、平衡内环境、维持血压等）； 选择使用 1 种细胞因子抗体，推荐可选择的抗体种类包括： ◆ IL-6 受体拮抗剂（如托珠单抗 4~8mg/kg 静脉滴注）（推荐应用） ◆ TNF-α 抗体（如注射用英夫利西单抗 3~5mg/kg 静脉滴注，即刻）（推荐尝试应用） ◆ TNF-α 受体抗体（如注射用依那西普 25~50mg 皮下注射，即刻）（推荐尝试应用）	1 种细胞因子抗体治疗后患者症状无改善或加重，推荐： ◆ 地塞米松 10mg 静脉滴注，每 6 小时一次（推荐应用）	不推荐

处置策略 CRS 分级	监护水平	细胞因子抗体的使用	糖皮质激素的使用	血浆置换
3 级	心电监护仪持续监测生命体征；考虑进入 ICU 监护治疗	对症处理（退热、补液、平衡内环境等）； 2~3 种细胞因子抗体联合治疗，推荐可选择的抗体种类包括： ◆ IL-6 受体拮抗剂（如托珠单抗 4~8mg/kg 静脉滴注）（推荐应用） ◆ TNF-α 抗体（如注射用英夫利西单抗 3~5mg/kg 静脉滴注，即刻）（推荐尝试应用） ◆ TNF-α 受体抗体（如注射用依那西普 25~50mg 皮下注射，即刻）（推荐尝试应用）	2~3 种细胞因子抗体治疗后患者症状无改善或加重，推荐： ◆ 地塞米松 10~20mg 静脉滴注，每 6 小时一次（推荐应用）	如细胞因子联合治疗无效，或属于激素治疗禁忌，经输血科专科评价后实施血浆置换治疗（推荐尝试应用）

续表

处置策略 CRS 分级	监护水平	细胞因子抗体的使用	糖皮质激素的使用	血浆置换
4 级	心电监护仪持续监测生命体征；推荐进入 ICU 监护治疗	对症处理（退热、补液、平衡内环境等）； 3 种细胞因子抗体联合治疗，推荐可选择的抗体种类包括： ◆ IL-6 受体拮抗剂（如托珠单抗 4~8mg/kg 静脉滴注）（推荐应用） ◆ TNF-α 抗体（如注射用英夫利西单抗 3~5mg/kg 静脉滴注，即刻）（推荐尝试应用） ◆ TNF-α 受体抗体（如注射用依那西普 25~50mg 皮下注射，即刻）（推荐尝试应用）	推荐： ◆ 地塞米松 20mg 静脉滴注，每 6 小时一次（推荐应用） ◆ 或甲泼尼龙琥珀酸钠 静脉滴注 1g/d（推荐应用）	经输血科专科评价后实施血浆置换治疗（推荐应用）

注：① 托珠单抗单次治疗最大剂量为 800mg（推荐应用）；如果需要，可在 6h 后使用托珠单抗重复治疗[6]。

② 治疗措施实施后观察24h，CRS症状无改善或加重，应升级至下一级处置（推荐尝试应用）。

③ 高危病例治疗后观察12h，CRS症状无改善或加重，应升级至下一级处置（推荐尝试应用）。

④ 高危病例如无β受体阻滞剂治疗禁忌，推荐CAR T细胞回输后即给予β受体阻滞剂（可口服酒石酸美托洛尔片12.5～25mg，每12小时一次）（推荐尝试应用）。

3.2.2.5 急性CRS的对症支持治疗

对症支持治疗，贯穿于各个级别CRS的处置。这里推荐针对发热、低血压、低氧血症、电解质紊乱的处置。其他情况的处理见后章节"3.2.2.7 S-CRS累及不同系统的处置建议"。

① 发热

◆ 主要推荐物理降温配合非甾体药物退热治疗，例如：

33

布洛芬胶囊 0.3g 口服，即刻；

吲哚美辛栓 30 ~ 50mg 纳肛，即刻；

注射用盐酸丙帕他莫 1.0g 静脉滴注，即刻，等。

② 低血压（收缩压＜ 90mmHg，1mmHg=0.133kPa）

◆ 快速补充 500 ~ 1000mL 的生理盐水。

◆ 若血压不恢复，给予胶体补液，例如：羟乙基淀粉注射液 500mL 静脉滴注，或白蛋白注射液（0.25 ~ 0.4g/kg）静脉滴注。

◆ 若血压仍不恢复，给予 1 种血管活性药物。无改善则使用多种血管活性药物联合治疗，血管活性药物如：

多巴胺　剂量范围 2 ~ 20μg/（min·kg），逐渐加量；

去甲肾上腺素　起始剂量 2μg/（min·kg），逐渐加量；

肾上腺素　起始剂量 $2\mu g/(min \cdot kg)$，逐渐加量。

③ 低氧血症

◆ 低流量鼻导管吸氧，氧流量 $\leq 6L/min$；

◆ 低氧血症未被纠正，给予高氧流量（氧流量 $> 6L/min$）的鼻导管或面罩，或文丘里面罩吸氧；

◆ 低氧血症仍未被纠正，经呼吸科会诊后给予正压通气辅助呼吸（无创机械通气，或气管插管＋机械通气）。

④ 电解质紊乱

◆ 电解质紊乱在急性 CRS 过程中较为常见，诱因可能有血管渗漏、大量补液、使用利尿剂、肿瘤溶解、肾功能失代偿等。低钙血症、低钾血症、低钠血症、低磷血症较为常见（发生率为 5% ~ 75%）[7, 8]。电解质紊乱与 CRS 的直接关系尚不清楚。

◆ 临床处置：动态监测电解质极为重要，根据监测结果及时采取补充电解质或利尿等对症支持治疗纠正电解质紊乱 [8, 9]。

3.2.2.6　不同器官淋巴瘤受累涉及 L-CRS 的处置建议

淋巴瘤可以累及全身各器官，因此不同部位 L-CRS 的处理存在其特殊性。本指导原则汇总已有文献及多中心的经验，对不同部位 L-CRS 的处置推荐如下：

① 肺实质受累

◆ 2 ～ 3 级 L-CRS：优先选择 IL-6 受体拮抗剂（如托珠单抗 4 ～ 8mg/kg 静脉滴注）（推荐应用）；

◆ 4 级 L-CRS 的处理，见表 3-2。

② 腹腔内巨块型（最大直径 ≥ 10cm）病灶

◆ 预处理即开始按照"移植模式"感控管理（包括保护性隔离、饮食消毒等）（推荐尝试应用）；

◆ 调节肠道菌群治疗（预处理开始口服肠道益生菌，如酪酸梭菌三联活菌片等）（推荐尝试应用）；

◆ 细胞回输第 3 天及第 5 天分别给予预防性 TNF-α 抗体治疗（推荐尝试应用）；

◆ 2 ~ 3 级 L-CRS 时，优先选择以阻断 TNF-α 通路抗体组合治疗为主（推荐尝试应用）。

③ 浆膜腔受累致中 - 大量浆膜腔积液

◆ CAR T 细胞回输前穿刺引流浆膜腔积液（推荐尝试应用）；

◆ 留置浆膜腔引流管直至 CRS 被纠正（推荐尝试应用）；

◆ CAR T 细胞回输前 3 ~ 5 天，浆膜腔局部注射托珠单抗 80mg（推荐尝试应用）。

④ 心脏受累

◆ 心内科专科评估可能发生的不良事件（心律失常、心衰、心肌损伤等）（推荐尝试应用）；

◆ 推荐给予非 CAR T 细胞治疗清除心脏病灶后，再考虑 CAR T 细胞治疗（推荐尝试应用）。

⑤ 皮肤、肌肉、结缔组织受累

◆ CAR T 细胞治疗前通过桥接或预处理，降低肿瘤负荷（推荐尝试应用）；

◆ 加强皮肤局部感染预防（局部用药、清创等）（推荐尝试应用）；

◆ CAR T 细胞回输后早期进行经验性抗感染治疗（推荐尝试应用）。

⑥ 中枢神经系统受累

◆ 神经内科专科评估（推荐尝试应用）；

◆ 疗效尚不明确，高风险，慎重选择 CAR T 细胞治疗（推荐尝试应用）。

⑦ 颈部病灶压迫食管致吞咽功能障碍

◆ 禁食，或留置胃管鼻饲饮食，以避免误吸（推荐应用）；

◆ 桥接治疗或强化预处理，尽可能于回输前解除压迫症状（推荐尝试应用）。

⑧ 颈部病灶压迫气管致呼吸困难

◆ 禁食，或留置胃管鼻饲饮食，避免误吸（推荐应用）；

◆ 桥接治疗或强化预处理，尽可能于回输前解除压迫症状（推荐尝试应用）；

◆ 制定急诊气管插管预案、常规床旁配备气管切开包（推荐尝试应用）。

3.2.2.7　S-CRS 累及不同系统的处置建议

① 循环系统

◆ 出入量、持续心电监护、监测血压、定期复查心肌酶直至 CRS 被纠正（推荐应用）[10-12]。

◆ 低血压的处理（见 3.2.2 中"急性 CRS 的临床处置"）（推荐应用）。

◆ 维持酸碱平衡、电解质平衡（推荐应用）[12]。

◆ 出现毛细血管渗漏综合征（capillary leak syndrome，CLS），需同心源性水肿进行鉴别。治疗以胶体（羟乙基淀粉）溶液补充血容量为主；CLS 与 CRS 关系密切，推荐行抗 IL-6 受体拮抗剂（如托珠单抗）或 IL-6 拮抗剂（如司妥昔单抗）治疗。IL-6 受体拮抗剂耐药病例，应考虑使用糖皮质激素改善毛细血管通透性和炎症反应（推荐用甲泼尼龙 40 ~ 60mg/d，用药时间为 3 ~ 5 天，待生命体征平稳后逐渐减量至停用）；维持体内水分出入量平衡。（CLS 恢复期易出现肺水肿，补液配合利尿，维持体内水分出入量平衡）（推荐应用）[13, 14]。

◆ 必要时专科会诊协助诊治（推荐应用）。

② 呼吸系统

◆ 持续心电、呼吸、氧饱和度监测（推荐应用）。

◆ 低氧血症的处理（见"3.2.2.5 急性 CRS 的对症支持治疗"）（推荐应用）。

◆ 肺部感染的治疗（见 6.2 中"感染"治疗章节）（推荐应用）。

◆ 必要时专科会诊协助诊治（推荐应用）。

③ 消化系统 [15-17]

◆ 如无禁忌，保证肠内营养摄入（必要时鼻饲辅助）（推荐应用）。

◆ 调节肠道菌群治疗（推荐应用）。

◆ 2 级以上 CRS 病例，推荐进行抑酸治疗至 CRS 被纠正（推荐应用）。

◆ 定期复查肝功能，必要时进行保肝治疗（推荐应用）。

◆ 毛细胆管炎为少见的 CAR T 细胞治疗后不良事件，患者多存在自身免疫性疾病基础，建议：入组时仔细排查自身免疫性疾病；激素治疗；芦可替尼治疗；血浆置换（推荐应用）。

◆ 病情需要时须专科会诊协助诊治（推荐应用）。

④ 泌尿系统

◆ 每日监测体内水分出入量、持续心电监护、监测血压至 CRS 缓解（推荐应用）[18]。

◆ 定期复查肾功能（肌酐、尿素氮、肌酐清除率等）（推荐应用）[19, 20]。

◆ CAR T 细胞回输后急性肾损伤（acute kidney injury，AKI）发生率为

19% ~ 30%，多数患者为轻症。通过支持治疗（维持血压稳定、纠正电解质紊乱）多数患者可被纠正（推荐应用）[19]。

◆ 重症（≥ 3 级）或 CRS 改善但 AKI 仍无法被纠正的患者，应及早进行肾内科专科评估，必要时及早进行肾脏替代治疗（推荐应用）[19]。

⑤ 神经系统（见"4. CAR T 细胞相关性脑病综合征"章节）

⑥ 造血系统

◆ 发生率 80% ~ 90%，分为早期血液学毒性（回输后 3 周内）与造血延迟恢复（回输 6 周后）（推荐应用）[18]；

◆ CRS 期间定期监测血常规（推荐应用）；

◆ 预防出血、感染（推荐应用）；

◆ 成分输血支持治疗（推荐应用）；

◆ 必要时给予粒细胞集落刺激因子（granulocyte colony-stimulating factor，G-CSF）治疗（推荐应用）；

◆ 积极纠正 CRS（推荐应用）[19]。

⑦ 凝血系统 [5, 20-22]

◆ 凝血系统异常的发生率为 40% ~ 80%，部分患者可进展为弥散性血管内凝血（disseminated intravascular coagulation，DIC）；

◆ 定期查体（皮肤瘀斑、出血点等）、监测凝血指标直至 CRS 被纠正（推荐应用）；

◆ 积极纠正 CRS（推荐应用）；

◆ 伴有自发出血倾向可输注新鲜冰冻血浆（推荐应用）；

◆ 当纤维蛋白原 < 1.0 g/L 时，可输注冷沉淀以补充纤维蛋白原（推荐应用）。

3.3 迟发型急性 CRS

3.3.1 迟发型急性 CRS 的定义、临床表现及鉴别诊断

迟发型急性 CRS，临床表现以系统性 CRS 为主，是急性 CRS 的延迟和滞后，发生在 CAR T 细胞回输后的 4 ~ 6 周。

迟发型急性 S-CRS 的临床表现：

◆ 发热；

◆ 血常规三系降低，多以血小板降低为主；

◆ 部分患者有转氨酶的异常升高；

◆ 出、凝血指标异常；

◆ 外周血检测 CAR T 细胞拷贝数升高；

◆ 多数患者未达完全缓解，仍有肿瘤残留。

迟发型急性 CRS 应该与预处理（化疗药物）所致的血液学毒性、消化系统不良事件以及感染相鉴别。

3.3.2 迟发型急性 CRS 的处置

查体、实验室检查及特殊检查：可参照"急性 CRS"章节。

处理意见：参照 3.2.2 中"急性 CRS 的临床处置"。

3.4 慢性 CRS（回输后 ≥ 6 周仍存在或出现）的临床管理

3.4.1 慢性 CRS 的定义、临床表现及鉴别诊断

慢性 CRS 是指回输 CAR T 细胞后 ≥ 6 周后出现的炎性相关或 CAR T 细胞回输相关的不良事件[23]。慢性 CRS 临床表现有：

- 多表现为缓慢起病或持续性存在；
- 间断低热（38℃以下）；
- 乏力，纳差；
- 外周血三系降低，多以血小板降低为主；
- 外周血中明确存在 CAR T 细胞拷贝数增加或 CAR T 细胞流式细胞计数比

例再次升高；

◆ 肿瘤残留；

◆ 少数患者胸部 CT 显示肺部间质性炎症样或支气管扩张样表现。

慢性 CRS 应该与 CAR T 细胞治疗后感染以及血液学毒性相鉴别[23-26]。

3.4.2　慢性 CRS 的处置

◆ 对症支持治疗；

◆ TNF-α/ 肿瘤坏死因子 α 受体（tumor necrosis factor-αreceptor，TNF-αR）拮抗剂，如注射用依那西普 25 ~ 50mg，或 TNF-α 拮抗剂注射用英夫利西单抗 3 ~ 5mg/kg，利于改善肺部症状；

◆ 监测血常规，必要时给予成分血输注支持治疗[23, 25-27]。

参考文献

[1] Lee D W, Santomasso B D, Locke F L, et al. ASTCT Consensus Grading for Cytokine Release Syndrome and Neurologic Toxicity Associated with Immune Effector Cells[J]. Biol Blood Marrow Transplant, 2019, 25(4): 625-638.

[2] Park J H, Rivière I, Gonen M, et al. Long-Term Follow-up of CD19 CAR herapy in Acute Lymphoblastic Leukemia[J]. N Engl J Med, 2018, 378(5): 449-459.

[3] Pennisi M, Jain T, Santomasso B D, et al. Comparing CAR T cell toxicity grading systems: application of the ASTCT grading system and implications for management[J]. Blood Adv, 2020, 4(4): 676-686.

[4] Wei J, Zhu X, Mao X, et al. Severe early hepatitis B reactivation in a patient receiving anti-CD19 and anti-CD22 CAR T cells for the treatment of diffuse large B-cell lymphoma[J]. J Immunother Cancer, 2019, 7(1): 315.

［5］ Wang Y, Qi K, Cheng H, et al. Coagulation Disorders after Chimeric Antigen Receptor T Cell Therapy: Analysis of 100 Patients with Relapsed and Refractory Hematologic Malignancies[J]. Biol Blood Marrow Transplant, 2020, 26(5): 865-875.

［6］ Neelapu S S, Tummala S, Kebriaei P, et al. Chimeric antigen receptor T-cell therapy - assessment and management of toxicities[J]. Nat Rev Clin Oncol, 2018, 15(1): 47-62.

［7］ Xiao X, He X, Li Q, et al. Plasma Exchange Can Be an Alternative Therapeutic Modality for Severe Cytokine Release Syndrome after Chimeric Antigen Receptor-T Cell Infusion: A Case Report[J]. Clin Cancer Res, 2019, 25(1): 29-34.

［8］ Constantinescu C, Pasca S, Tat T, et al. Continuous renal replacement therapy in cytokine release syndrome following immunotherapy or cellular therapies?[J]. J Immunother Cancer, 2020, 8(1): e000742.

［9］ Liu Y, Chen X, Wang D, et al. Hemofiltration Successfully Eliminates Severe Cytokine Release Syndrome Following CD19 CAR-T-Cell Therapy[J]. J Immunother, 2018, 41(9): 406-410.

［10］ Alvi R M, Frigault M J, Fradley M G, et al. Cardiovascular Events Among Adults Treated With

Chimeric Antigen Receptor T-Cells (CAR-T)[J]. J Am Coll Cardiol, 2019, 74(25): 3099-3108.

[11] Lefebvre B, Kang Y, Smith A M, et al. Cardiovascular Effects of CAR T-Cell Therapy: A Retrospective Study[J]. JACC CardioOncol, 2020, 2(2): 193-203.

[12] Shalabi H, Sachdev V, Kulshreshtha A, et al. Impact of cytokine release syndrome on cardiac function following CD19 CAR-T cell therapy in children and young adults with hematological malignancies[J]. J Immunother Cancer, 2020, 8(2): e001159.

[13] Siddall E, Khatri M, Radhakrishnan J. Capillary leak syndrome: etiologies, pathophysiology, and management[J]. Kidney Int, 2017, 92(1): 37-46.

[14] Dhupkar P, Gordon N. Interleukin-2: Old and New Approaches to Enhance Immune-Therapeutic Efficacy[J]. Adv Exp Med Biol, 2017, 995: 33-51.

[15] Neelapu S S, Locke F L, Bartlett N L, et al. Axicabtagene Ciloleucel CAR T-Cell Therapy in Refractory Large B-Cell Lymphoma[J]. N Engl J Med, 2017, 377(26): 2531-2544.

[16] Locke F L, Ghobadi A, Jacobson C A, et al. Long-term safety and activity of axicabtagene ciloleucel in refractory large B-cell lymphoma (ZUMA-1): a single-arm, multicentre, phase 1-2

trial[J]. Lancet Oncol, 2019, 20(1): 31-42.

[17] Wang Y, Zhang W Y, Han Q W, et al. Effective response and delayed toxicities of refractory advanced diffuse large B-cell lymphoma treated by CD20-directed chimeric antigen receptor-modified T cells[J]. Clin Immunol, 2014, 155(2): 160-175.

[18] Fried S, Avigdor A, Bielorai B, et al. Early and late hematologic toxicity following CD19 CAR-T cells[J]. Bone Marrow Transplant, 2019, 54(10): 1643-1650.

[19] Jain T, Knezevic A, Pennisi M, et al. Hematopoietic recovery in patients receiving chimeric antigen receptor T-cell therapy for hematologic malignancies[J]. Blood Adv, 2020, 4(15): 3776-3787.

[20] Liu H, Yang Y, Jiang J, et al. Coexistence of a Huge Venous Thromboembolism and Bleeding Tendency in Cytokine Release Syndrome during CAR-T Therapy[J]. Onco Targets Ther, 2019, 12: 8955-8960.

[21] Jiang H, Liu L, Guo T, et al. Improving the safety of CAR-T cell therapy by controlling CRS-related coagulopathy[J]. Ann Hematol, 2019, 98(7): 1721-1732.

[22] Mei H, Jiang H, Wu Y, et al. Neurological toxicities and coagulation disorders in the cytokine

release syndrome during CAR-T therapy[J]. Br J Haematol, 2018, 181(5): 689-692.

[23] Cordeiro A, Bezerra E D, Hirayama A V, et al. Late Events after Treatment with CD19-Targeted Chimeric Antigen Receptor Modified T Cells[J]. Biol Blood Marrow Transplant, 2020, 26(1): 26-33.

[24] Fried S, Avigdor A, Bielorai B, et al. Early and late hematologic toxicity following CD19 CAR-T cells[J]. Bone Marrow Transplant, 2019, 54(10): 1643-1650.

[25] Jain T, Knezevic A, Pennisi M, et al. Hematopoietic recovery in patients receiving chimeric antigen receptor T-cell therapy for hematologic malignancies[J]. Blood Adv, 2020, 4(15): 3776-3787.

[26] Hu Y, Wang J, Pu C, et al. Delayed Terminal Ileal Perforation in a Relapsed/Refractory B-Cell Lymphoma Patient with Rapid Remission Following Chimeric Antigen Receptor T-Cell Therapy[J]. Cancer Res Treat, 2018, 50(4): 1462-1466.

[27] Wang Y, Zhang W Y, Han Q W, et al. Effective response and delayed toxicities of refractory advanced diffuse large B-cell lymphoma treated by CD20-directed chimeric antigen receptor-modified T cells[J]. Clin Immunol, 2014, 155(2): 160-175.

4 CRES

4.1 CRES 概述

CAR T 细胞相关性脑病综合征是指 CAR T 细胞治疗后出现的神经系统功能失调及相关病理性变化 [1, 2]。

免疫效应细胞相关神经毒性综合征（immune effector cell-associated neurotoxicity syndrome，ICANS）是指免疫治疗后或继发于输注 T 细胞或内源性免疫效应细胞激活或应答所导致的中枢神经系统的病理过程和功能失调。相对于 CRES，ICANS

的定义更为广泛，还包括其他免疫治疗（如特异性 CD3-CD19 双抗体、PD-1 抗体等）继发的神经系统功能异常 [2, 3]。

CRES 的发病机制尚不明确，可能与高细胞因子水平、高肿瘤负荷、血脑屏障功能异常、CAR T 细胞的结构以及颅内血管组织表达 CD19 等因素有关 [1]。

淋巴瘤患者中 CRES 发生率为 20% ~ 60%，主要发生于 CAR T 细胞回输后的 8 周内，中位持续时间为 4 ~ 6 天。主要临床表现包括头痛、谵妄、认知障碍、肌震颤、共济失调、语言障碍、神经麻痹、感觉障碍、嗜睡、癫痫发作等。继发性脑水肿是神经毒性致死的重要原因 [2-5]。

4.2 CRES 的鉴别诊断

CRES 发生于回输 CAR T 细胞后，多数患者同时存在血小板减少的症状，须与脑出血相鉴别。CAR T 细胞回输后凝血功能异常，同样存在血栓风险，也应与脑梗死鉴别。可通过既往病史及头颅 MRI 检查排除及鉴别。

癫痫发作与 CRES 临床表现易混淆。癫痫患者多有脑血管意外病史及癫痫发作史，同时应警惕 CRES 合并癫痫的情况。治疗应以 CRES 治疗为主，可兼顾癫痫的处理。按照推荐意见，控制癫痫大发作，同时可给予激素治疗。

4.3　CRES 的分级与临床处置

基于 CARTOX-10 神经系统评分体系[2]（表 4-1）结合临床表现，对于 CRES 的诊断和严重程度进行分级。

4.3.1 CARTOX−10 神经系统评分体系与 CRES 分级

根据 CARTOX-10 神经系统评分体系评估患者，结合脑脊液压力、脑电图、体征及影像学检查结果对 CRES 进行分级 [2] （表 4-2）。

表 4-1 CARTOX−10 神经系统评分体系 [2]

测试项目	具体行为	满分记分
定向定位描述测试 *	描述当前时间（年、月）、所在城市、所在医院、目前国家领导人	满分记 5 分
命名测试 *	指出身边三样物体名称（如手表、钢笔、纽扣等）	满分记 3 分
书写测试 *	写出一个正确的句子（如中国国旗是五星红旗）	满分记 1 分

续表

测试项目	具体行为	满分记分
专注度测试*	从 100 倒数至 10（100，90，80…20，10）	满分记 1 分

注：*根据回答问题的正确与否计分，答对一项记 1 分，累计后得出总分。

表 4-2 CRES 的分级标准[2]

症状及体征 / CRS 分级	CARTOX-10 神经系统评分 / 分	脑脊液压力	癫痫及无力
1 级	7 ~ 9	NA	NA
2 级	3 ~ 6	NA	NA
3 级	0 ~ 2	视乳头水肿 1 ~ 2 期，或脑脊液压力 < 20mmHg	局灶性癫痫发作，或存在 EEG 上可见的无抽搐性癫痫且对苯二氮平类药物治疗有效

续表

症状及体征 CRS 分级	CARTOX-10 神经系统评分 / 分	脑脊液压力	癫痫及无力
4 级	病情危重，或无法配合评分测试	视乳头水肿 1 ~ 2 期，或脑脊液压力 ≥ 20mmHg，或存在脑水肿表现	广泛性癫痫，或存在抽搐性或非抽出性癫痫躁狂状态，或出现新发的肢体无力表现

4.3.2 CRES 的分级临床处置

CRES 的分级临床处置见表 4-3。

表 4-3　CRES 的分级临床处置 [2]

级别	临床处置
1 级	◆ 支持治疗；预防误吸；静脉输液水化 ◆ 禁食，暂停口服药物及液体，评估吞咽状况 ◆ 如果吞咽障碍，将所有口服药物和 / 或营养转换为静脉注射 ◆ 避免服用导致中枢神经系统抑郁的药物 ◆ 针对有烦躁症状患者，可在密切监护下使用低剂量劳拉西泮（每 8 小时静脉注射 0.25~0.5mg）或氟哌啶醇（每 6 小时静脉注射 0.5mg） ◆ 完善神经科会诊 ◆ 眼底镜检查：评估乳头状水肿 ◆ 增强或平扫头颅 MRI 检查；诊断性脑脊液穿刺，脑脊液测压；如存在局灶性周围神经功能障碍可行脊髓 MRI 检查；如头颅 MRI 检查受限，以脑部 CT 检查替代 ◆ 条件允许，建议每天行脑电图（EEG）检查 30min，直至症状消失；如 EEG 未检测到癫痫发作，则口服左乙拉西坦 750mg，每 12 小时 1 次

续表

级别	临床处置
1 级	◆ 如果脑电图提示非惊厥性癫痫持续状态，须经专科会诊治疗或按参考文献 [2] 推荐处理 ◆ 如同时合并 CRS，可考虑使用托珠单抗 8mg/kg 静脉输注或司妥昔单抗 11mg/kg 静脉注射
2 级	◆ 继续 1 级 CRES 所述的支持治疗和神经系统评估 ◆ 如同时合并 CRS，强化 CRS 处理（表4） ◆ 如抗 IL-6 治疗无效，或未并发 CRS，推荐地塞米松 10mg，每 6 小时静脉注射 1 次，或甲基强的松龙 1mg/kg，每 12 小时静脉注射 1 次 ◆ 同时合并 > 2 级 CRS，考虑将患者转移到重症监护病房（ICU）
3 级	◆ 继续 1 级 CRES 所述的支持治疗和神经系统评估 ◆ 建议转重症监护病房（ICU） ◆ 如未给予抗 IL-6 治疗，却并发 CRS，推荐予抗 IL-6 治疗（方法与 2 级处置一致） ◆ 若抗 IL-6 治疗无效，应考虑糖皮质激素治疗。CRES 未合并 CRS，推荐使用皮质类固醇直到 CRES 达到 1 级后逐渐减量 ◆ 脑脊液压力 < 20cmH$_2$O 同时乳头状水肿为 1 期或 2 期，应根据参考文献 [2] 推荐给予处理 ◆ 如果患者 CRES 分级持续 ≥ 3 级，考虑每隔 2 ~ 3 天重复一次神经影像学检查（CT 或 MRI）

续表

级别	临床处置
4 级	◆ 继续 1 级 CRES 所述的支持治疗和神经系统评估 ◆ ICU 监护；考虑机械通气 ◆ 抗 IL-6 治疗和重复神经系统影像学检查，与 3 级 CRES 处置相同 ◆ 高剂量皮质类固醇治疗直至症状改善至 1 级 CRES，然后减量，例如：给予甲基强的松龙，每天 1g，静脉滴注，连续 3 天，然后快速减量，每 12 小时静脉滴注 250mg，持续 2 天，每 12 小时静脉滴注 125mg，持续 2 天，每 12 小时静脉滴注 60mg，持续 2 天 ◆ 如出现惊厥性癫痫持续状态，推荐神经内科专科处理或按照参考文献 [2] 推荐处置 ◆ 如存在 ≥ 3 期乳头状水肿合并脑脊液压力 ≥ 20cmH$_2$O（1cmH$_2$O=0.098kPa）或脑水肿，应经神经内科专科处理或按参考文献 [2] 推荐处置

注：所有药物均为成人剂量推荐。托珠单抗最大累计使用剂量为 800mg。

参考文献

［1］Ying Z, Huang X F, Xiang X, et al. A safe and potent anti-CD19 CAR T cell therapy[J]. Nat Med,

2019, 25(6): 947-953.

[2] Neelapu S S, Tummala S, Kebriaei P, et al. Chimeric antigen receptor T-cell therapy - assessment and management of toxicities[J]. Nat Rev Clin Oncol, 2018, 15(1): 47-62.

[3] Lee D W, Santomasso B D, Locke F L, et al. ASTCT Consensus Grading for Cytokine Release Syndrome and Neurologic Toxicity Associated with Immune Effector Cells[J]. Biol Blood Marrow Transplant, 2019, 25(4): 625-638.

[4] Hunter B D, Jacobson C A. CAR T-Cell Associated Neurotoxicity: Mechanisms, Clinicopathologic Correlates, and Future Directions[J]. J Natl Cancer Inst, 2019, 111(7): 646-654.

[5] Karschnia P, Jordan J T, Forst D A, et al. Clinical presentation, management, and biomarkers of neurotoxicity after adoptive immunotherapy with CAR T cells[J]. Blood, 2019, 133(20): 2212-2221.

5

HLH/MAS

HLH/MAS 概述

HLH/MAS 是一种涵盖了多种严重免疫功能异常的症候群,特征性表现为巨噬细胞和淋巴细胞的活化,炎性细胞因子升高,淋巴细胞的组织浸润以及免疫介导的多器官功能衰竭。多见于 CRS 恢复期或伴发于 CRS 过程中。

5.2 HLH/MAS 的临床表现及鉴别

与经典的系统性 CRS 比较，除了常见的发热外，HLH/MAS 存在相对特征性的临床表现：肝脾肿大，骨髓涂片可见噬血细胞、噬血现象，外周血三系或两系减少，甘油三酯及血清铁蛋白异常增高，多种细胞因子异常增高，血清中可溶性白介素 -2 受体(sCD25)升高等。HLH/MAS 可以导致患者长期处于白细胞减少状态，严重者可因粒细胞缺乏并发感染，存在致死风险。

CRS 继发 HLH/MAS 早期易被忽视，其临床表现须与 CRS、感染以及 CAR T 细胞治疗后长时间的骨髓抑制相鉴别。

出现以下情况高度提示 HLH-MAS：外周血中 CAR T 细胞持续高水平存在，超过 2 周，甚至 2 周后再次升高；再度发热，伴有血常规三系减少，肝脾肿大等；

铁蛋白持续升高。

5.3　HLH/MAS 的处置建议

CAR T 细胞后 HLH/MAS 的临床处理目前还缺乏规范有效的方法。总结国内多家中心临床经验，以及相关领域专家交流后，达成以下临床处置和治疗意见：

① CAR T 细胞治疗后续密切监测患者生命体征及血常规变化（推荐应用）；

② 动态监测血清铁蛋白、甘油三酯（推荐应用）；

③ 回输 CAR T 细胞后出现难以解释的发热和血细胞减少时，须鉴别 HLH/MAS（推荐应用）；

④ HLH/MAS 确认后，建议应用小剂量依托泊苷（50 ～ 100mg/ 周）治疗（推荐尝试应用）；

⑤ JAK2 抑制剂（如芦可替尼 5mg，每天口服 1～2 次），CTLA-4 激动性药物（如阿巴西普），CD52 抗体（阿仑单抗）（推荐尝试应用）；

⑥ 如病情难以控制应及早进行血浆置换（推荐尝试应用）；

⑦ 尝试新药，如 γ-干扰素抗体等（推荐尝试应用）。

参考文献

[1] Neelapu S S, Tummala S, Kebriaei P, et al. Chimeric antigen receptor T-cell therapy-assessment and management of toxicities[J]. Nat Rev Clin Oncol, 2018, 15(1): 47-62.

[2] Hirayama A V, Turtle C J. Toxicities of CD19 CAR-T cell immunotherapy[J]. Am J Hematol, 2019, 94(S1): S42-S49.

6 其他毒副作用

6.1 骨髓抑制

骨髓抑制[1]是 CAR T 细胞治疗后最常见的不良反应之一，其中 3 级及以上不良反应的发生率约为：中性粒细胞减少（≥70%），贫血（≥50%），血小板减少（≥30%）。

6.1.1 骨髓抑制分级 [2]

骨髓抑制分级见表 6-1。

表 6-1 骨髓抑制分级

类别 分级	白细胞减少	发热性中性 粒细胞减少	中性粒细胞 计数减少	淋巴细胞 计数减少	贫血	血小板减少
1 级	$3000/mm^3$ 至 正 常值下限； $3 \times 10^9/L$ 至正常值下限	—	$1500/mm^3$ 至 正 常值下限； $1.5 \times 10^9/L$ 至正常值下限	$800/mm^3$ 至正常值下限； $0.8 \times 10^9/L$ 至正常值下限	血红蛋白 $100g/L$ 至正常值下限	$75\,000/mm^3$ 至正常值下限； $75 \times 10^9/L$ 至 正 常值下限
2 级	$2000/mm^3 \sim$ $3000/mm^3$； $2 \times 10^9/L \sim$ $3 \times 10^9/L$	—	$1000/mm^3 \sim$ $1500/mm^3$； $1 \times 10^9/L \sim$ $1.5 \times 10^9/L$	$500/mm^3 \sim$ $800/mm^3$； $0.5 \times 10^9/L \sim$ $0.8 \times 10^9/L$	血红蛋白 $80g/L \sim 100g/L$	$50\,000/mm^3 \sim$ $75\,000/mm^3$； $50 \times 10^9/L \sim$ $75 \times 10^9/L$

续表

类别\分级	白细胞减少	发热性中性粒细胞减少	中性粒细胞计数减少	淋巴细胞计数减少	贫血	血小板减少
3 级	$1000/mm^3 \sim$ $2000/mm^3$; $1 \times 10^9/L \sim$ $2 \times 10^9/L$	ANC $< 1000/mm^3$ 伴单次体温 $>$ 38.3℃或体温持续 $\geqslant 38$℃超过 1 小时	$500/mm^3 \sim$ $1000/mm^3$; $0.5 \times 10^9/L \sim$ $1 \times 10^9/L$	$200/mm^3 \sim$ $500/mm^3$; $0.2 \times 10^9/L \sim$ $0.5 \times 10^9/L$	血红蛋白 $< 80g/L$	$25\ 000/mm^3 \sim$ $50\ 000/mm^3$; $25 \times 10^9/L \sim$ $50 \times 10^9/L$
4 级	$< 1000/mm^3$; $< 1 \times 10^9/L$	危及生命，需要紧急治疗	$< 500/mm^3$; $< 0.5 \times 10^9/L$	$< 200/mm^3$; $< 0.2 \times 10^9/L$	危及生命，需要紧急治疗	$< 25\ 000/mm^3$; $< 25 \times 10^9/L$
5 级	—	死亡	—	—	死亡	—

6.1.2 骨髓抑制分级处理原则

为保证患者治疗的顺利进行，减少骨髓抑制期间的感染及相关并发症发生，处理措施建议见表 6-2。

表 6-2 骨髓抑制分级处理原则

类别分级	白细胞减少	发热性中性粒细胞减少	中性粒细胞计数减少	贫血	血小板减少
1 级	保护性隔离 房间紫外线消毒 眼、耳、口、鼻消毒	保护性隔离 房间紫外线消毒 眼、耳、口、鼻消毒	保护性隔离 房间紫外线消毒 眼、耳、口、鼻消毒	—	预防外伤、磕碰，软食，软毛刷牙
2 级	保护性隔离 预防性抗感染治疗 （必要时）	保护性隔离 预防性抗感染治疗 （必要时）	保护性隔离 预防性抗感染治疗 （必要时）	保护性隔离 预防性抗感染治疗（必要时）	预防外伤、磕碰，软食，软毛刷牙

续表

类别 分级	白细胞减少	发热性中性粒细胞减少	中性粒细胞计数减少	贫血	血小板减少
3级	保护性隔离 预防性抗感染治疗（必要时） **真菌预防**：氟康唑150mg 口服（1次/天）或泊沙康唑200mg（10mL）口服（3次/天）	保护性隔离 必要时预防性使用： **革兰阴性菌**：三代、四代头孢，酶类抗生素； **革兰阳性菌**：万古霉素、替考拉宁、利奈唑胺等； **真菌预防**：氟康唑150mg 口服（1次/天）或泊沙康唑200mg（10mL）口服（3次/天）	保护性隔离 必要时预防性使用： **革兰阴性菌**：三代、四代头孢，酶类抗生素； **革兰阳性菌**：万古霉素、替考拉宁、利奈唑胺等； **真菌预防**：氟康唑150mg 口服（1次/天）或泊沙康唑200mg（10mL）口服（3次/天）	持续低流量吸氧 补液（晶体＋胶体） 间断输注辐照去白细胞红细胞	持续低流量吸氧 补液（晶体＋胶体） 多次输注辐照去白细胞红细胞

续表

类别 分级	白细胞减少	发热性中性粒细胞减少	中性粒细胞计数减少	贫血	血小板减少
4级	保护性隔离 必要时预防性使用： **革兰阴性菌**：三代、四代头孢，酶类抗生素； **革兰阳性菌**：万古霉素、替考拉宁、利奈唑胺等； **真菌预防**：伏立康唑200mg 静脉滴注（1次/12 小时）或泊沙康唑200mg（10mL）口服（3次/天）	保护性隔离 预防性使用： **革兰阴性菌**：碳青霉烯类（如美罗培南，亚胺培南，厄他培南等） **革兰阳性菌**：万古霉素、替考拉宁、利奈唑胺等 **真菌预防**：伏立康唑200mg 静脉滴注（1次/12 小时）或卡泊芬净50mg 静脉滴注（1次/天）	保护性隔离 预防性使用： **革兰阴性菌**：碳青霉烯类（如美罗培南，亚胺培南，厄他培南等） **革兰阳性菌**：万古霉素、替考拉宁、利奈唑胺等 **真菌预防**：伏立康唑200mg 静脉滴注（1次/12 小时）或卡泊芬净50mg 静脉滴注（1次/天）	预防性使用止血药物 预防应激性溃疡及消化道出血 间断输注辐照去白细胞机采血小板	预防性使用止血药物 预防应激性溃疡及消化道出血 间断输注辐照去白细胞机采血小板

保护性隔离措施：

◆ 紫外线灯消毒 30min（1 次 / 晚）；

◆ 清洁肠道：甘油灌肠剂（1 次 / 天）；

◆ 坐浴：苯扎氯铵溶液（1 次 / 晚）；

◆ 滴鼻：鱼肝油滴鼻液（2 次 / 天）；

◆ 擦洗外耳道：75% 酒精棉签（2 次 / 天）；

◆ 点双眼：左氧氟沙星滴眼液（2 次 / 天）；

◆ 漱口：制霉素片 + 苯扎氯铵溶液交替（6 次 / 天）。

6.2 感染

流行病学调查结果 [3] 显示，患者接受 CAR T 细胞治疗后 1 ~ 2 年内，感染发生率约 55%，其中 ≥ 3 级的严重感染约 33%，侵袭性真菌（含霉菌）感染不超过 8%，因严重感染导致死亡的不超过 5%，其中，CAR T 细胞治疗后 1 个月内感染最为突出，发生率可高达 40%，大部分为细菌感染，主要集中在细胞输注后的 2 周内。CRS 反应期合并感染的死亡率高，因此，感染防控是 CAR T 细胞治疗的重中之重。

6.2.1　筛选期至预处理前感染筛查项目

① 乙肝、丙肝、梅毒、艾滋病；

② EB 病毒、巨细胞病毒、单纯 - 带状疱疹病毒、弓形虫感染；

③ 降钙素原、内毒素；

④ CRP；

⑤ IL-6；

⑥ 红细胞沉降率；

⑦ 结核分枝杆菌［结核三项、结核感染特异性 T 细胞检测（T-SPOT. TB）、结核菌素纯化蛋白衍生物（tuberculin purified protein derivative，PPD）试验等）］；

⑧ 肺部 CT；

⑨ 呼吸道相关病毒（有上呼吸道症状者）；

⑩ 真菌 D- 葡聚糖检测 / 曲霉菌半乳甘露聚糖检测。

6.2.2 感染相关排除标准

① 乙肝病毒 DNA 测定 > 500 IU/mL（持续服用恩替卡韦 / 阿德福韦酯等抗乙肝病毒药物 ≥ 4 周）；

② 病毒 IgM 阳性（抗病毒治疗 ≥ 2 周）；

③ 结核分枝杆菌综合筛查阳性;

④ 抗生素难以控制的活动性细菌（革兰阳性菌 / 革兰阴性菌）感染;

⑤ 活动性 / 侵袭性真菌感染（抗真菌治疗 ≥ 2 周）。

6.2.3 感染类型

6.2.3.1 细菌感染

① 细菌（革兰阳性菌，革兰阴性菌，厌氧菌）;

② 衣原体 / 支原体。

6.2.3.2 病毒感染

6.2.3.3 机会性感染

① 侵袭性真菌;

② 分枝杆菌。

6.2.3.4 　其他：不明病原感染

6.2.4 　感染鉴别诊断

6.2.4.1 　实验室检查

① 降钙素原；

② 内毒素；

③ 血培养；

④ 痰培养；

⑤ CRP、IL-6 等细胞因子；

⑥ 便培养 / 尿培养 / 脑脊液培养（必要时）；

⑦ 真菌 D- 葡聚糖检测 / 曲霉菌半乳甘露聚糖检测 / 隐球菌（脑脊液）检测；

⑧ 呼吸道相关病毒（有上呼吸道症状者）；

⑨ 支气管肺泡灌洗液检查。

6.2.4.2 影像学检查

① 胸部 CT；

② 支气管镜检查 / 超声引导下支气管镜检查。

6.2.4.3 特殊检查

① 感染微生物基因组学检测：样本采集外周血或体液（痰液、尿液、浆膜腔积液、皮肤及软组织）等；

② 蛋白组学微生物检测。

6.2.5 CRS 与感染的鉴别诊断 [4]

① 两者临床表现有相似之处，但目前尚无特异性的标志物将两者明确区分开来，且 CRS 合并感染的情况时有发生，因此，对两者的发生及发展的预判及干预时机把握至关重要。

② CRS 分级与感染程度在细胞因子水平上并未显示出明显的差异。

③ 当 CRS 合并严重感染时，可能会出现 IL-6 水平的二次升高，可通过白细胞介素 -8（interleukin-8，IL-8），白细胞介素 -1β（interleukin-1β，IL-1β）和 IFN-γ 等多种细胞因子建立预测模型，来提高 CRS 与感染鉴别的特异性，但目前仍缺乏足够的临床数据。

④ 若两者无法明确鉴别，以预防性抗感染联合 CRS 分级治疗为指导原则。

6.2.6　预防性抗感染

6.2.6.1　预处理期感染预防

◆ 严重或危及生命的感染约有 10% 是从 CAR T 细胞回输前（预处理期）开始的。

◆ 乙肝表面抗原阳性[5] 且乙肝病毒 DNA 拷贝数 < 500IU/L（依据各医院检测水平正常值下限），可酌情在预处理开始时服用抗病毒药物（如恩替卡韦 0.5mg，1 次 / 天），至少持续到细胞回输后 6 个月，之后每月定期随访检测乙肝病毒 DNA 拷贝数。

◆ 预防性抗感染通用原则（表 6-3）。

表 6-3　预防性抗感染通用原则

原则＼分级	抗革兰阴性	抗革兰阳性	抗真菌	抗病毒
Ⅰ度骨髓抑制	－			阿昔洛韦、伐昔洛韦、更昔洛韦、泛昔洛韦
Ⅱ度骨髓抑制	二代头孢类抗生素（如头孢克洛等）	—	—	
Ⅲ度骨髓抑制	三代头孢类或酶类抗生素（如头孢哌酮钠舒巴坦钠、哌拉西林钠他唑巴坦钠等）	—	氟康唑 150mg 口服（1 次 / 天）；泊沙康唑 400mg（10mL）口服（2 次 / 天）	
Ⅳ度骨髓抑制	碳青霉烯类（如美罗培南、亚胺培南、厄他培南等）	万古霉素、替考拉宁、利奈唑胺等	伏立康唑、卡泊芬净等	

6.2.6.2　预处理后感染防控 [3,6]

6.2.6.2.1　当中性粒细胞绝对数（ANC）< 0.5×10^9/L 时（可酌情选择性使用

以下治疗）

① 给予粒细胞集落刺激因子（G-CSF）5μg/（kg·d）；

② 左氧氟沙星 750mg /d，氟康唑 400mg /d；

③ 单纯疱疹 / 带状疱疹病毒学血清学检测阳性者，持续服用抗病毒药物（如阿昔洛韦 800mg, 每日 2 次），直到 CAR T 细胞回输后 3 个月；

④ 复方磺胺甲噁唑片 960mg，2 次 / 天（每周 2 次），从粒细胞缺乏恢复至 CAR T 细胞回输后 3 个月。

6.2.6.2.2 腹腔大负荷病灶预防性处理措施

① 盐酸小檗碱 0.3g，口服，3 次 / 天；

② 地衣芽孢杆菌胶囊 0.25g，口服，3 次 / 天；

③ 生理盐水 / 甘油灌肠剂 250mL 或甘油灌肠剂 110mL 灌肠，1 次 / 晚；

④ 苯扎氯铵 250mL 坐浴，1 次 / 晚。

6.2.6.3 特殊部位感染及处理原则

6.2.6.3.1 皮肤、软组织感染

由于 CAR T 细胞治疗所致的免疫功能受抑，皮肤及软组织感染多见于以下几种情况：

① 局部皮肤及软组织受累伴开放性创面；

② 受累部位局部严重 CRS 所导致的皮肤软组织损伤、继发感染，严重者可导致蜂窝织炎甚至危及生命。

预防及处理措施：

① 局部开放性创面加强换药，做好创面护理，及时清理坏死组织，保持创面干燥，可局部外用预防性抗感染药物及促进创面愈合敷料；

② 预判可能出现局部严重 CRS 所导致的继发性感染高危患者，参照局部 CRS 处理原则，预防性使用降低 CRS 风险的相关药物。

6.2.6.3.2　泌尿系统感染

泌尿系统感染多见于围绝经期或绝经后妇女，由于 CAR T 细胞治疗所致的免疫功能抑制，泌尿系感染较常规抗肿瘤治疗后更常见，具体预防及处理原则以做好感染预防，如会阴冲洗、尿液常规动态监测、抗感染治疗为主。

6.2.6.3.3　导管相关性感染

① 导管相关性血流感染：

操作人员及患者皮肤表面的表皮葡萄球菌是主要的病原菌来源；常见临床表现有发热、寒战，置管部位红肿、硬结或有脓液渗出等。

处理原则：进行血培养及药敏试验，尽快拔除导管，消毒导管处皮肤，及时更换敷料；血培养结果回报前，可根据经验使用广谱抗生素；明确感染病原体后，针对病原体使用药物，监测体温及血压，预防严重感染 / 感染性休克的发生。

② 导管相关性尿路感染：

CAR T 细胞治疗后部分患者可能需要留置尿管，在合并严重 CRS 及骨髓抑制期间，导管相关性尿路感染风险高，需要做好以下防控原则，例如会阴冲洗（1 ~ 2 次 / 天），膀胱冲洗（1 次 / 晚），定期更换导尿管，及时监测尿液常规及尿液培养，出现明确的感染指征时积极抗感染治疗。

③ 呼吸机相关肺炎：

发生 4 级 CRS 和 / 或合并感染导致重度呼吸衰竭患者，需气管插管及呼吸机进行辅助呼吸，此类患者死亡率极高，建议转入呼吸重症监护室积极治疗。

④ 浆膜腔置管相关性感染：

伴胸、腹、心包腔等浆膜腔积液患者，常因压力负荷导致心功能、呼吸功能受抑、严重腹胀以及静脉回流受阻等，需及时进行穿刺置管引流缓解压力，操作原则参考如下：保护性隔离状态下，行床旁超声引导下胸腔、腹腔、心包腔置管，定期更换引流袋及接头，穿刺置管部位每日消毒换药，观察创面有无红肿、渗血、渗液，保持局部创面清洁干燥，必要时给予预防性抗感染治疗。

6.3 B 细胞缺乏症 / 低丙种球蛋白血症 [7]

B 细胞缺乏症 / 低丙种球蛋白血症是 CAR T 细胞治疗后的特征性不良反应之一，几乎所有接受 CAR T 细胞治疗的患者均会呈现不同程度的 B 细胞缺乏症，以及由此而导致的体液免疫功能不全相关的感染风险，因此，预防性进行人免疫球蛋白静脉滴注已成为 CAR T 细胞治疗后患者的常规辅助治疗手段，具体使用原则如下：

6.3.1　B 细胞绝对值计算方法

B 细胞绝对值 = 白细胞总数 × 淋巴细胞百分比 × （$CD19^+$ 或 $CD20^+$）百分比

6.3.2　定义 / 范围

B 细胞绝对值 < 61 cells/μL；IgG ≤ 400 mg/dL。

6.3.3　处理策略

替代治疗：人免疫球蛋白（每天 5g，连续 3 天，静脉滴注）。

6.3.4 输注频次

① CAR T 细胞回输后 1 次 / 月，直至 B 细胞恢复至正常范围或 CAR T 细胞输注满 6 个月；

② 高危人群持续 1 次 / 月，直至高危因素解除。

6.3.5 高危人群

① $IgG \leqslant 400$ mg/dL；

② 严重感染、持续感染或反复感染者；

针对高危人群，注意定期监测血清 IgG、IgM、IgA 及外周血中 $CD19^+$ 或 $CD20^+$ B 细胞计数等。

6.4 肿瘤溶解综合征 [8,9]

6.4.1 定义

肿瘤溶解综合征是指由于肿瘤细胞的大量崩解，释放出其细胞内容物和代谢产物而引起的一组征候群：包括高尿酸血症、高磷酸血症、低钙血症、高钾血症、急性肾功能不全等临床表现。

6.4.2 诊断标准

① 血清钾 > 6 mmol/L；

② 血清钙降低 25%；

③ 血肌酐大于正常值上限的 1.5 倍；

④ 尿酸、尿素氮升高 25%；

⑤ 可能伴有心律失常。

6.4.3 预防和治疗

6.4.3.1 预防

针对大负荷患者（SPD ≥ 100cm 或 Dmax* ≥ 10cm）或肿瘤增殖活性高（Ki67 ≥ 70%），建议预处理前 24h 开始水化及碱化，预防性口服别嘌醇片，保持尿液 pH 值 7.0 ~ 7.5，必要时使用利尿剂，保证尿量 > 3000mL/d。

6.4.3.2 治疗

① 持续心电、血压及脉氧饱和度监测；

注：*Dmax，即肿瘤最大径。

② 静脉补液水化 ≥ 3000 mL/d，保持尿量 ≥ 3000mL/d，必要时使用利尿剂；

③ 5% 碳酸氢钠注射液 125mL，每天 1 ~ 2 次，监测尿液 pH 值维持在 7.0 ~ 7.5；

④ 纠正水、电解质紊乱；

⑤ 高磷：口服氢氧化铝凝胶 50mg/（kg·次），每 8 小时 1 次，抑制肠道吸收磷；

⑥ 低钙：出现低钙症状时，葡萄糖酸钙 1 ~ 2g 加入 5% 葡萄糖注射液 100mL 缓慢静脉滴注；

⑦ 高钾：补碱、利尿；葡萄糖酸钙 2mg/kg 加入等量 5% 葡萄糖注射液静脉滴注 1 ~ 2h；高渗葡萄糖 + 胰岛素（促进钾离子进入细胞内）静脉滴注，持续 6 ~ 12h；

⑧ 控制尿酸：别嘌醇片、苯溴马隆片、非布司他等；

⑨ 血液透析：严重肾功能不全伴电解质紊乱无法纠正时。

6.5 过敏反应 [10]

CAR T 细胞输注相关性过敏反应发生率较低（3% 左右），过敏性休克罕见；可能会与其他不良反应的伴随症状混淆，如皮疹，多发生于细胞输注后 2 周内，表现为压之褪色，3 ~ 5 天可自行消退，发生原因除过敏外，可能为细胞因子释放而导致的毛细血管内皮脆性增加，伴或不伴有血小板减少，需结合多项指标综合评判。

6.5.1 高危人群：高敏体质患者

6.5.2 致敏因素

① CAR T 细胞体外培养试剂；

② CAR T 细胞制备前病毒载体纯度及工艺；

③ 回输前患者体内炎性背景未清除导致 T 细胞激活。

6.5.3 处理原则

① 入组时排除高敏体质患者；

② CAR T 细胞制备流程、工艺及试剂严格把关；

③ 回输前充分彻底进行抗感染治疗，消除体内炎性背景；

④ 回输前给予预防性使用抗过敏药物，如苯海拉明、异丙嗪等。

6.6 CAR T 细胞异常增殖 [11]

6.6.1 定义

CAR T 细胞回输 28 天内，监测外周血 CAR T 细胞体内扩增情况，当出现以下情况时，需高度警惕 CAR T 细胞异常增殖：

① 外周血白细胞总数 $\geqslant 10 \times 10^9/L$；

② 淋巴细胞百分比 $\geqslant 70\%$；

③ CAR+ 细胞绝对值 > 600 个 /μL。

6.6.2 外周血 CAR T 细胞扩增情况监测

监测时间点：CAR T 细胞回输后第 1 天、第 3 天、第 5 天、第 7 天、第 10 天、第 14 天、第 21 天、第 28 天采集外周血，监测 CAR T 细胞体内扩增情况。

主要鉴别点：

① CAR T 细胞的扩增程度是否与肿瘤负荷大小一致；

② 是否存在除外周血之外，全身其他部位的 CAR T 细胞增殖（如皮肤、肺、肝等）；

③ 是否为病毒体内异常激活导致的增殖失控。

6.6.3 处理原则

① 糖皮质激素（如甲泼尼龙琥珀酸钠、地塞米松等）；

② 其他免疫抑制剂；

③ 抑制 T 细胞功能及活性相关的药物控制；

④ 严重者可酌情联合应用 2 种或 2 种以上药物。

6.7　二次肿瘤[12]

6.7.1 流行病学结果

据统计，CAR T 细胞治疗后罹患二次肿瘤发生率约为 15%，其中 MDS 发生率约为 5%。

6.7.2 发生时间

CAR T 细胞治疗后 > 1 年。

6.7.3 处理策略

① 早发现、早诊断、早治疗;

② 规律定期复查,如 PET-CT,骨髓穿刺检查,血常规、乳酸脱氢酶、肿瘤标志物等;

③ 表观遗传学药物联合治疗改善预后。

参考文献

[1] Locke F L, Ghobadi A, Jacobson C A, et al. Long-term safety and activity of axicabtagene ciloleucel in refractory large B-cell lymphoma (ZUMA-1): a single-arm, multicentre, phase 1-2 trial[J]. Lancet Oncol, 2019, 20(1): 31-42.

[2] Freites-Martinez A, Santana N, Arias-Santiago S, et al. Using the Common Terminology Criteria for Adverse Events (CTCAE - Version 5.0) to Evaluate the Severity of Adverse Events of Anticancer Therapies[J]. Actas Dermosifiliogr, 2020, 3:S0001-7310(20)30286-6.

[3] Hill J A, Seo S K. How I prevent infections in patients receiving CD19-targeted chimeric antigen receptor T cells for B-cell malignancies[J]. Blood, 2020, 136(8): 925-935.

[4] Park J H, Romero F A, Taur Y, et al. Cytokine Release Syndrome Grade as a Predictive Marker for Infections in Patients With Relapsed or Refractory B-Cell Acute Lymphoblastic Leukemia Treated With Chimeric Antigen Receptor T Cells[J]. Clin Infect Dis, 2018, 67(4): 533-540.

［5］Cao W, Wei J, Wang N, Entecavir prophylaxis for hepatitis B virus reactivation in patients with CAR T-cell therapy[J]. Blood, 2020, 136(4): 516-519.

［6］Hill J A, Li D, Hay K A, et al. Infectious complications of CD19-targeted chimeric antigen receptor-modified T-cell immunotherapy[J]. Blood, 2018, 131(1): 121-130.

［7］Kochenderfer J N, Dudley M E, Feldman S A, et al. B-cell depletion and remissions of malignancy along with cytokine-associated toxicity in a clinical trial of anti-CD19 chimeric-antigen-receptor-transduced T-cell[J]. Blood, 2012, 119(12): 2709-2720.

［8］Howard S C, Trifilio S, Gregory T K, et al. Tumor lysis syndrome in the era of novel and targeted agents in patients with hematologic malignancies: a systematic review[J]. Ann Hematol, 2016, 95(4): 563-573.

［9］Cheson B D, Heitner Enschede S, Cerri E, et al. Tumor Lysis Syndrome in Chronic Lymphocytic Leukemia with Novel Targeted Agents[J]. Oncologist, 2017, 22(11): 1283-1291.

［10］Esmaeilzadeh A, Tahmasebi S, Athari S S. Chimeric antigen receptor T-cell therapy: Applications and challenges in treatment of allergy and asthma[J]. Biomed Pharmacother, 2020,

123: 109685.

[11] Zhang W Y, Liu Y, Wang Y, et al. Excessive activated T-cell proliferation after anti-CD19 CAR T-cell therapy[J]. Gene Ther, 2018, 25(3): 198-204.

[12] Cordeiro A, Bezerra E D, Hirayama A V, et al. Late Events after Treatment with CD19-Targeted Chimeric Antigen Receptor Modified T-cell[J]. Biol Blood Marrow Transplant, 2020, 26(1): 26-33.

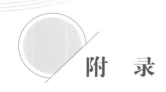

附　录

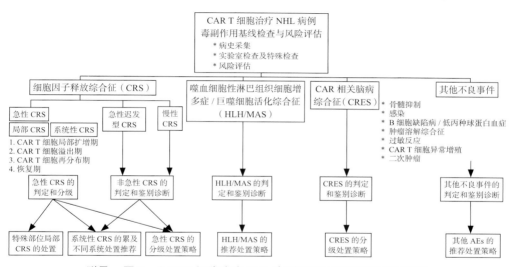

附录－图1　CAR T 细胞治疗 NHL 毒副作用临床管理路径流程图

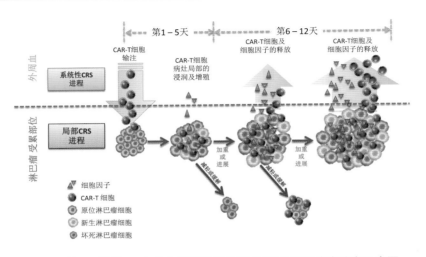

附录－图2 局部 CRS 发生原理及急性期 CAR T 细胞体内分布示意图

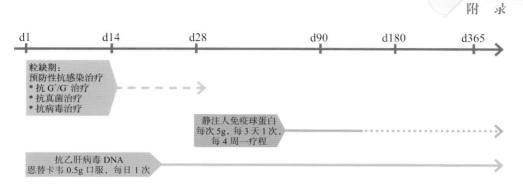

附录 – 图 3　CAR T 细胞全程感染防控示意图